BEI GRIN MACHT SICH IHR
WISSEN BEZAHLT

AF135955

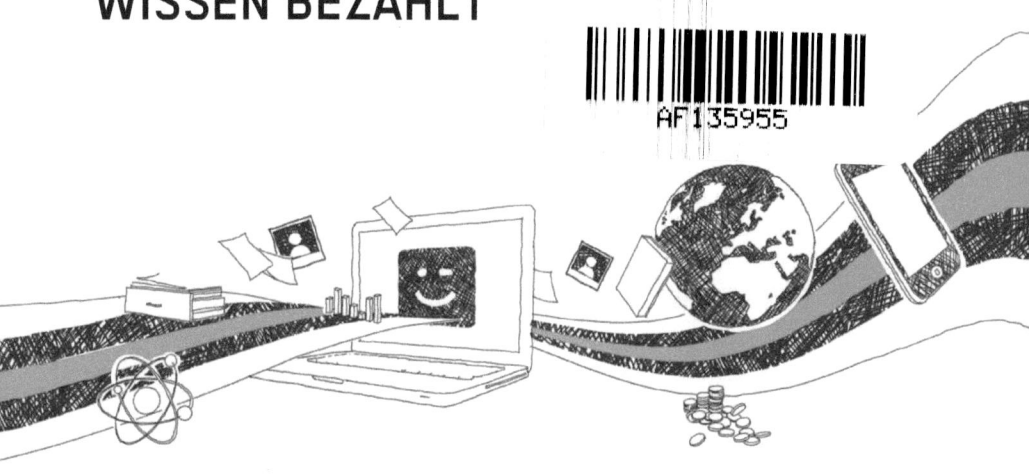

- Wir veröffentlichen Ihre Hausarbeit,
  Bachelor- und Masterarbeit

- Ihr eigenes eBook und Buch -
  weltweit in allen wichtigen Shops

- Verdienen Sie an jedem Verkauf

Jetzt bei www.GRIN.com hochladen und kostenlos publizieren

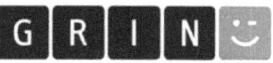

Bibliografische Information der Deutschen Nationalbibliothek:

Die Deutsche Bibliothek verzeichnet diese Publikation in der Deutschen National-
bibliografie; detaillierte bibliografische Daten sind im Internet über http://dnb.d-
nb.de/ abrufbar.

Impressum:

Copyright © 2014 GRIN Verlag
Druck und Bindung: Books on Demand GmbH, Norderstedt Germany
ISBN: 9783346139016

Dieses Buch bei GRIN:

https://www.grin.com/document/538845

Frederik Koenen, Michael Hansen

Cybermobbing. Eine neue Form von Gewalt an deutschen Schulen

GRIN Verlag

GRIN - Your knowledge has value

Der GRIN Verlag publiziert seit 1998 wissenschaftliche Arbeiten von Studenten, Hochschullehrern und anderen Akademikern als eBook und gedrucktes Buch. Die Verlagswebsite www.grin.com ist die ideale Plattform zur Veröffentlichung von Hausarbeiten, Abschlussarbeiten, wissenschaftlichen Aufsätzen, Dissertationen und Fachbüchern.

Besuchen Sie uns im Internet:

http://www.grin.com/

http://www.facebook.com/grincom

http://www.twitter.com/grin_com

Fachbereich Pflege und Gesundheit

Berufspädagogik im Gesundheitswesen

WS 2013/2014

Hausarbeit

Cybermobbing -

Eine neue Form von Gewalt an deutschen Schulen

Vorgelegt am   21.03.2014

Vorgelegt von   Frederik Koenen, Michael Hansen

Einleitung (Frederik Koenen, Michael Hansen)

In der vorliegenden Facharbeit zum Modul Schulpädagogik setzen wir uns mit dem Thema: „Cybermobbing- Eine neue Form von Gewalt an deutschen Schulen" auseinander.

Das Ziel dieser Arbeit ist es aufzuzeigen, was man unter Cybermobbing versteht, welche Relevanz das Thema an deutschen Schulen hat sowie welche Präventions- beziehungsweise Interventionsmöglichkeiten es gibt.

Wir entschieden uns für dieses Thema, da es aktuell einen hohen Stellenwert an deutschen Schulen hat und man unbedingt wissen sollte, wie man in der Rolle des Lehrers diese Form der Gewalt möglichst weit eindämmen kann. Die Konsequenzen des Cybermobbings sind zum Teil massiv und führten in der Vergangenheit bei Opfern zu Suiziden. Da wir beide selbst Kinder haben, die irgendwann schulpflichtig werden, ist es auch aus der Elternperspektive wichtig, sich mit diesem Thema auseinanderzusetzen.

Ausgehend von der Definition des Begriffs „Mobbing" und den verschiedenen Möglichkeiten „Mobbing" zu praktizieren, beschäftigen wir uns mit der Bedeutung des Internets in der heutigen Zeit. Im Verlauf grenzen wir das „Cybermobbing" vom „Mobbing" ab und benennen Besonderheiten sowie Risikogruppen dieser Form. Wir stellen die Methoden des „Cybermobbings" dar und machen an Hand der Studienreihe: „Jugend, Information, (Multi-) Media (JIM)" deutlich, welche Relevanz dieses Thema für die Arbeit von Lehrern hat. Im Abschluss beleuchten wir mögliche Präventions- und Interventionsstrategien, um im Fazit unser Ergebnis dieser Arbeit zu präsentieren.

Inhaltsverzeichnis

Abbildungsverzeichnis

1. Mobbing (Michael Hansen)

Bevor wir uns unserem eigentlichen Thema dem Cybermobbing widmen, möchten wir erläutern, was man unter dem Begriff „Mobbing" versteht.

1.1 Ursprung und Begriffsdefinition von Mobbing

Der Begriff „Mobbing" leitet sich von der englischen Vokabel „mob" ab. Das Verb „to mob" bedeutet so viel, wie „anpöbeln, fertigmachen". Die erste Person die sich intensiv mit diesem Begriff auseinandergesetzt hat, war der Verhaltensforscher Konrad Lorenz im Jahre 1963. Lorenz beobachtete das Verhalten von Wildgänsen und benutzte den Begriff des „Mobbings", um das aggressive Verhalten von mehreren Tieren gegen ein einzelnes Tier, um dieses zu vertreiben, zu beschreiben. Peter- Paul Heinemann, ein deutscher im Zuge der Judenverfolgung nach Schweden geflüchtete Arzt, untersuchte Ende der 60er Jahre das Verhalten von Kindern. Hierbei stellte er fest, dass sich stets mehrere Kinder verbündeten, um ein einzelnes anzugreifen. Beeinflusst durch die Verhaltensbeobachtungen von Lorenz nannte auch er dieses Verhalten „Mobbing". Der schwedisch- norwegische Psychologe und Professor für Persönlichkeitspsychologie Dan Olweus untersuchte als Erster umfassend die Gewaltproblematik an Schulen und entwickelte in Anlehnung an Heinemann folgende Begriffsdefinition: „Ein Schüler oder eine Schülerin ist Gewalt ausgesetzt oder wird gemobbt, wenn er oder sie wiederholt oder über eine längere Zeit den negativen Handlungen eines oder mehrerer Schüler oder Schülerinnen ausgesetzt ist." (Olweus 1998 S. 22)

Neben vielen verfügbaren Definitionen ist die Begriffsdefinition des schwedisch- deutschen Arztes und Psychologen Heinz Leymann, für den heutigen Sprachgebrauch sehr treffend. Er bezog den Begriff des „Mobbings" auf die Arbeitswelt und benannte ihn wie folgt: „Der Begriff Mobbing beschreibt negative kommunikative Handlungen, die gegen eine Person gerichtet sind (von einer oder mehreren anderen) und die sehr oft und über einen längeren Zeitraum hinaus vorkommen und damit die Beziehung zwischen Täter und Opfer kennzeichnen." (Leymann, 1993 S.21) Ursprung dieser Definition waren Beobachtungen, die Leymann durchführte, bei denen Arbeitnehmer aus nicht bekannten Gründen in Frührente gehen mussten, da sie über einen längeren Zeitraum schikaniert wurden. Der Begriff „Mobbing" kann in direktes und indirektes Mobbing unterteilt werden. Das direkte Mobbing meint den direkten Angriff einer Person, zum

Beispiel durch Verspotten, Drohungen oder Beschuldigungen. Im Gegensatz dazu, beschreibt das indirekte Mobbing beispielsweise ein Anstiften zum Mobben oder das Beschädigen von persönlichem Eigentum des Opfers. Zusammenfassend lässt sich sagen, dass Mobbing immer vorsätzliche negative Handlungen darstellen, um einer Person zu schaden. Diese Attacken können durch ein oder mehrere Personen ausgelöst werden und finden über einen längeren Zeitraum statt. Hierbei besteht immer ein kräftemäßiges Ungleichgewicht zwischen Täter und Opfer.

Neben dem Begriff des „Mobbings" hat sich gerade an Schulen immer mehr der Begriff „Bullying" etabliert. Dieses Wort leitet sich von dem Substantiv „Bully" ab und bedeutet so viel wie Tyrann. Hierbei unterscheidet man ebenfalls zwischen zwei Formen. Zum einen der aktiven Form, bei der es sich um direkte aggressive Attacken handelt und zum anderen der passiven, bei der die Opferperspektive eingenommen wird.

1.2 Mobbingformen

Mobbing kann auf verschiedenste Weise und in unterschiedlichster Intensität praktiziert werden. Verbales Mobbing beschreibt das verbale Attackieren von Personen, zum Beispiel auf Grund ihrer Herkunft, ihres Aussehens oder ihres Verhaltens. Es findet durch das bewusste Lästern oder Tuscheln über eine Person statt. Das Opfer wird hierbei mit ungerechtfertigten Anschuldigungen belegt.

Das physische Mobbing beschreibt eine körperliche Verletzung des Betroffenen. Neben der direkten Schädigung des Beteiligten, zum Beispiel durch eine Schlägerei, kann dem Opfer auch indirekt geschadet werden, indem man dessen persönliches Gut schädigt.

Im Gegensatz zum physischen Mobbing, findet mentales Mobbing auf der psychischen Ebene statt. Es unterscheidet sich vom verbalen Mobbing insoweit, dass man zielgerichtet Opfer sucht, die emotionale Schwächen aufweisen. Hierbei nutzt man diese, um dem Opfer bewusst zu schaden.

Das sogenannte „Stumme Mobbing", in Form von Ignoranz, ist für viele Beteiligte die wohl schlimmste Mobbingform. Hierbei wird dem Opfer keinerlei Aufmerksamkeit zu Teil gebracht und man versucht dem Betroffenen das Gefühl zu vermitteln, dass er nicht existieren würde. Dieses Gefühl der Unsichtbarkeit führt zu einer starken psychischen

Belastung. Durch die intensive Ausbreitung von sozialen Netzwerken, hat sich auch das Mobbing auf diese verbreitet. Hierbei spricht man vom Cybermobbing, welches sich in weitere verschiedene Formen gliedern lässt. Im Folgenden wollen wir diese besondere Form des Mobbings näher betrachten.

2. Das Internet (Frederik Koenen)

Heutzutage ist es kaum mehr vorstellbar ohne das Internet zu leben. Das Internet hat viele Vorteile und bereichert und vereinfacht unser Leben auf vielen Ebenen. Gerade für junge Menschen dient die virtuelle Welt als Austauschplattform oder als Informationsquelle. Aber auch Unternehmen haben einen großen Teil ihrer Arbeit in das Internet verlagert. In diesem Kapitel beschreiben wir den Anfang und die Bedeutung des Internets und zeigen anschließend auf, welche Risiken das Internet in sich birgt.

2.1 Entstehung und Bedeutung des Internets

Der Ursprung des „Internet" wurde bereits um 1969 vom US- Verteidigungsministerium mit dem sogenannten ARPANET ins Leben gerufen. Schwerpunkt lag damals darin, Daten zwischen Forschungs- und Bildungseinrichtungen auszutauschen. Das übergeordnete Ziel des Projektes war es zu Zeiten des Kalten Krieges, die Bereitstellung eines verschlüsselten Kommunikationssystems, um im Falle eines Atomkriegs eine sichere und intransparente Kommunikation zu ermöglichen. Der britische Informatiker Tim Berners-Lee war es 1989, der das World Wide Web mittels „Hypertext" weltweit und für die Allgemeinheit verfügbar machte. Zu diesem Zeitpunkt war es dennoch eine Minderheit, die das Internet nutzte. So wirklich populär wurde das Internet jedoch erst im Jahre 1993 mit dem ersten grafikfähigen Webbrowser „Mosaic". Bis heute ist die Zahl der Internetnutzer weltweit auf 2,5 Milliarden gestiegen. Was damals noch für einzelne Personen oder Institutionen gedacht war, wird heute in der Literatur oftmals als größte Veränderung des Informationswesens, seit der Erfindung des Buchdrucks, beschrieben.

Das Internet ist mittlerweile zu einem natürlichen Bestandteil des Lebens geworden und stellt ein wesentliches Hilfsmittel dar, um ein soziales Leben zu führen. (Schultze-Krumbholz, Zagorscak, Siebenbrock, & Scheithauer, 2012, S. 10).

Gerade für die Generation „Web", so wird die Jugend von heute oftmals beschrieben, ist das Internet eine Plattform, in der man sich mit Freunden austauschen kann oder Informationen mit einem Mausklick erhält. Das Internet ist nicht nur noch über einen Computer zu erreichen, sondern dank Handy, Tablet oder Notebook überall und jederzeit verfügbar. War es früher noch so, dass man lange Zeit brauchte um sich ins Internet einzuwählen, ist es nun durch Flatrates und hohen Datenraten möglich, innerhalb kürzester Zeit die gewünschte Internetseite zu besuchen.

2.2 Gewaltformen im Internet

Im folgenden Kapitel beschreiben wir, welche unterschiedlichen Gewaltformen es im Internet gibt. Dazu möchten wir zuerst einige Begriffe erklären um anschließend zu dem Hauptthema unserer Hausarbeit dem „Cybermobbing", zu gelangen.

2.2.1 Cybercrime

Der Begriff Cybercrime, zu Deutsch Computerkriminalität, besagt nach Angaben des Bundeskriminalamt: „alle Straftaten, die unter Ausnutzung der Informations- und Kommunikationstechnik oder gegen diese begangen werden"(Bundeskriminalamt, 2011, S. 5). Cybercrime sind „spezielle Phänomene und Ausprägungen dieser Kriminalitätsform, bei denen Elemente der elektronischen Datenverarbeitung wesentlich für die Tatausführung sind"(Bundeskriminalamt, 2013, S. 5). Diese können auf unterschiedlichster Art und Weise auftreten. Neben dem Datendiebstahl, gehören hierzu auch Virenangriffe auf Server staatlicher Institutionen, Unternehmen oder Banken.

2.2.2 Cybergrooming

Cybergrooming beinhaltet, das gezielte Ansprechen von Personen im Internet mit dem Ziel der Anbahnung sexueller Kontakte. Dies ist eine besondere Form der sexuellen Belästigung im Internet. In Deutschland bezieht sich dieser Begriff auf Minderjährige. Das bedeutet, es wird versucht Vertrauen zu Minderjährigen aufzubauen, um spätere reale sexuelle Handlungen auszuüben.

2.2.3 Cyberstalking

Unter dem Begriff Cyberstalking versteht man, dass beabsichtigte und wiederholte Verfolgen, Nachstellen und Belästigen eines Menschen unter Anwendung und Zuhilfenahme von modernen technischen Hilfsmitteln, wie Handy oder Internet. Das bedeutet, dass überall wo eine Person im Internet auftaucht, sie von einer anderen Person oder Personengruppe verfolgt, mit Kommentaren versehen, belagert, belästigt oder ähnliches wird.

2.2.4 Happy Slapping

Happy Slapping bedeutet übersetzt „fröhliches Schlagen" zwischen Jugendlichen, die ihr gegenseitiges Ärgern über das Internet oder über Kamerahandys öffentlich machen. Das heißt, dass mit Hilfe eines Handys oder einer Filmkamera Videoclips aufgenommen werden, die zeigen wie man Personen verprügelt, schlägt oder anzündet. Diese werden dann von Handy zu Handy geschickt oder direkt im Internet veröffentlicht. (Hilgers, 2011, S. 21)

2.2.5 Shitstorm

Der Shitstorm ist ein Internetphänomen, bei dem massenhafte öffentliche Entrüstung und sachliche Kritik mit zahlreichen unsachlichen Beiträgen vermischt werden. Der Duden definiert einen Shitstorm, als „ Sturm der Entrüstung in einem Kommunikationsmedium des Internets, der zum Teil mit beleidigenden Äußerungen einhergeht". Ein typischer Shitstorm umfasst zum Beispiel Blogbeiträge oder Kommentare, Twitternachrichten oder Facebookmeldungen. Meist beinhalten sie aggressive, beleidigende, bedrohende oder anders attackierende Inhalte gegen Unternehmen, Institutionen, Einzelpersonen oder in der Öffentlichkeit aktive Personengruppen, wie etwa Parteien oder Verbände.

3. Cybermobbing (Frederik Koenen, Michael Hansen)

Der Begriff des „Cybermobbings", synonym auch „Cyber- Bullying" oder „E- Mobbing" genannt, hat sich in Deutschland erst vor Kurzem in das Bewusstsein der Öffentlichkeit gebracht. Er setzt sich aus dem bereits beleuchteten Begriff „Mobbing" sowie „Cyber" zusammen. Der Wortteil „Cyber" deutet auf elektronische Kommunikationsmittel, wie das Internet oder das Handy hin. Fügen wir die beiden Wortteile nun zusammen, wird deutlich, dass der Begriff des „Cybermobbings" so viel bedeutet, wie das Fertigmachen anderer Personen unter Verwendung elektronischer Medien über einen längeren Zeitraum. Von dieser Form des Mobbings sind vor allem Schüler und Jugendliche betroffen, da sie im Zeitalter von Facebook und Co, viel über das Handy und das

Internet kommunizieren. Sie geben Dinge über sich auf den verschiedenen Kommunikationsplattformen preis, die ihre „scheinbaren Internetfreunde" für das Schikanieren dieser Personen gnadenlos ausnutzen können. Cybermobbing stellt eine besondere und vor allen Dingen sehr aggressive Form des Mobbings dar. Hierbei haben die Täter oder auch Cyber- Bullies genannt, rund um die Uhr die Möglichkeit ihren Opfern zu schaden. Selbst das eigene zu Hause stellt keinen Schutz vor den Mobbingattacken dar. Zudem ist das Publikum für die brutalen Angriffe auf die Opfer unüberschaubar groß, da sich Nachrichten oder Bilder im Internet sehr schnell verbreiten können. Die Täter agieren zumeist anonym, was die Opfer noch mehr verunsichert. Besonderheit dieser Form des Mobbings ist, dass sie häufig unbeabsichtigt erfolgt, da die Täter nicht über mögliche Konsequenzen ihres scheinbaren Witzes nachdenken und somit aus einer gedacht harmlosen Aktion des Täters, ein großer Schaden für das Opfer entstehen kann.

3.1 Medien in denen Cybermobbing stattfinden (Frederik Koenen)

Da Cybermobbing im Internet auf verschiedenster Art und Weise stattfinden kann, möchten wir im Folgenden die Medien beschreiben die am häufigsten dazu genutzt werden.

3.1.1 Soziale Netzwerke

Ein soziales Netzwerk beziehungsweise Social Network, zu Deutsch auch gemeinschaftliches Netzwerk genannt, ist eine lose Verbindung von Menschen in einer Netzgemeinschaft. Das weltweit größte und beliebteste soziale Netzwerk mit über einer Milliarde Mitgliedern ist Facebook. Andere Anbieter sind zum Beispiel Twitter, My Space oder Wer kennt Wen. Auf diesen Plattformen ist es Benutzern möglich Fotos, Nachrichten oder ähnliches auszutauschen (Ziegler, 2012, S. 1).

3.1.2 Videoplattformen

Als Beispiel für eine Videoplattform möchten wir YouTube nennen. You Tube ist eine Internetplattform in der Benutzer kostenlos Video-Clips ansehen, bewerten und hochladen können. Diese Videoclips können Musikvideos, Filmtrailer aber auch selbstgedrehte Videos sein.

3.1.3 Chatroulette

Chatroulette ist eine Art von Videochat. Hier werden zwei zufällig ausgewählte Nutzer in Kontakt gebracht, in dem man sich über Webcam, Mikrofon und Tastatur verständigen kann. Beide Nutzer können jederzeit die Verbindung zum anderen Nutzer beenden, danach werden sie automatisch einem anderen Nutzer zugeteilt. Oftmals missbrauchen viele Nutzer diese Website um sexuelle Handlungen oder Geschlechtsmerkmale vor der Webcam zu zeigen. Der Anbieter der Internetseite hat darauf reagiert und seit 2011 muss man sich mit seinen persönlichen Daten registrieren. Jedoch ist es natürlich auch dort möglich, seine Daten zu manipulieren und fiktive Daten zur Person anzugeben. Bisher gibt es noch keine Erkenntnisse, ob diese Veränderung ein Rückgang der pornographischen Darstellungen erbracht hat.

3.1.4 Webmail

Als Webmail werden Dienste im Internet bezeichnet, die die Verwaltung von E-Mails mit einem Webbrowser ermöglichen. In der Regel besteht dieses aus einem Adressbuch und einem integrierten Dateiverzeichnis. Immer mehr Webmailprogramme bieten Groupware-Funktionalitäten an, in denen Nutzer sich in Großgruppen austauschen können. Heißt das ein E-Mail Dienst nicht mehr ausschließlich dafür genutzt wird um Nachrichten vom Sender zum Empfänger zu schicken, sondern das die Möglichkeit besteht auch in größeren Gruppen zu kommunizieren.

3.1.5 Chatrooms

Die ursprünglichste Form des Internet-Chats ist ein reiner Textchat, indem man sich mit einer Person oder einer Gruppe auf einer Internetseite in Echtzeit austauschen kann. So ist es möglich, sich über sogenannte Chatrooms, an unterschiedlichen Standorten der Welt zu treffen. Eine der beliebtesten Chatrooms bei Kindern- und Jugendlichen ist zum Beispiel Knuddels.de. Würde in Chatrooms ein gegenseitiges Provozieren, Beleidigen oder sogar Drohen ohne jeglichen Sachbezug stattfinden, spricht man hierbei von „Flaming". Solch ein Streit geschieht oft unter gleich starken Personen. Eine Reihe solcher Nachrichten können zu einem sogenannten „Flame War" ausarten. Bekommt eine Person meist über nicht öffentliche Wege, wiederholt verletzende, bedrohliche oder vulgäre Nachrichten, so handelt es sich um eine „Belästigung" (Schultze-Krumbholz, Zagorscak, Siebenbrock, & Scheithauer, 2012, S. 12–13).

Anhand der Folgenden Abbildung möchten wir darstellen, inwieweit Cybermobbing in den beschriebenen Medien stattfindet.

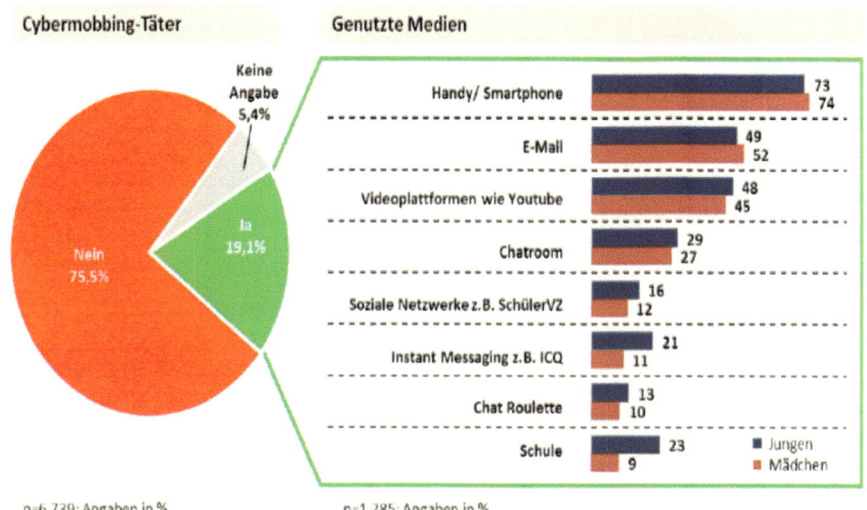

Abbildung 1. Cybermobbing-Täter und genutzte Medien (Schneider, Dr. Katzer, & Leest, 2013, S. 98)

Insbesondere soziale Netzwerke, stellen mit 75% bis 84%, den zentralen Tatort des Cybermobbing dar. Diese werden inzwischen von der Mehrheit der Schüler über Handy und Smartphone besucht. Auch Chatrooms sind mit 43% und 50% eine stark genutzte Plattform bei Cybermobbing (Schneider, Dr. Katzer, & Leest, 2013, S. 95—96).

Aus der folgenden Abbildung 2 geht hervor, dass Beschimpfungen und Beleidigungen, dicht gefolgt von Verleumdungen, die aktuell häufigsten Formen des Cybermobbings sind.

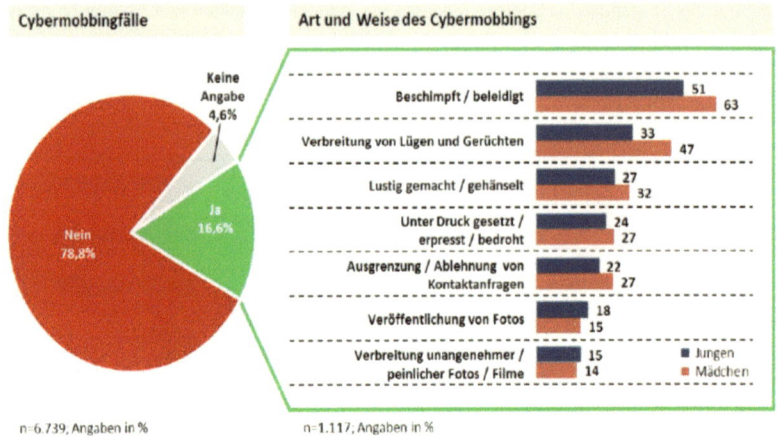

Abbildung 2. Erlebte Fälle von Cybermobbing (Schneider, Dr. Katzer, & Leest, 2013, S. 84)

3.2 Rollenverteilung beim Cybermobbing (Frederik Koenen, Michael Hansen)

Über die Rollenverteilung beim Cybermobbing, einschließlich Täter- und Opfer- Typologie, gibt es unterschiedliche Aussagen. Ob die folgenden Beschreibungen der Charaktereigenschaften von Cybertätern, Cyberopfern und den beteiligten Personen die Ursache zum Entstehen eines Cybermobbingprozesses sind, bleibt demnach umstritten.

3.2.1 Cyberopfer

Bei Cyberopfern handelt es sich heutzutage meist um Kinder und Jugendliche. Erwachsene können aber ebenfalls von Cybermobbing betroffen sein. Dies tritt gerade vermehrt auch bei Lehrkräften auf, denn sie waren auch die Ersten, die sich über Mobbing im Internet aussprachen (Dambach, 2011, S. 66). In der einschlägigen Fachliteratur werden Risikofaktoren genannt, die für die Charakteristik von Cyberopfern von Bedeutung sind. Hierfür werden bestimmte Merkmale benannt, die ebenfalls auch für Opfer des klassischen Mobbings bedeutend sein können (Pieschl & Porsch, 2012, S. 28). Es tritt das Phänomen auf, dass häufig die Opfer auch Täter beim traditionellen Mobbing im schulischen Umfeld sind. Sie besitzen wie die Täter ein hohes Aggressionspotenzial. Zudem zeigen sie oftmals fehlende Empathiefähigkeit für Gleichaltrige und sind nicht in der Lage mit diesen angemessen umzugehen.

Des Weiteren werden oftmals Problematiken innerhalb der Familie beschrieben. Die Eltern sind häufig sehr bemüht und ängstlich. Oftmals entwickeln die Kinder ein geringeres Selbstwertgefühl. Zusätzlich weisen sie depressive wie psychosomatische Anzeichen auf (Pieschl & Porsch, 2012, S. 28), die sich durch Rückzug und fehlende soziale Kontakte zeigen.

Die beschrieben Merkmale bestätigen auch die Ergebnisse der Cyberlife-Studie. Demnach geben 36,2% an, selbst schon einmal Opfer von Cybermobbing gewesen zu sein. Das könnte darauf hinweisen, dass Opfer aus ihren negativen Erlebnissen mit gleichen Mitteln „zurückschlagen" wollen (Schneider, Dr. Katzer, & Leest, 2013, S. 99). Sie verfügen über ausgezeichnete Computerkenntnisse und verbringen dementsprechend viel Zeit mit Internet und diversen Kommunikationstechnologien, bis hin zur Abhängigkeit (Pieschl & Porsch, 2012, S. 30).

3.2.2 Cybertäter

Wie auch die Opfer besitzen auch die Täter eine hohe Aggressivität, eine positive Haltung gegenüber Gewalt und haben mehr persönliche Gewalterfahrungen. Sie sind weniger empathiefähig als Personen gleichen Alters und erfahren oft nur geringe Unterstützung durch Gleichaltrige. In der Literatur wird davon geschrieben, dass die Cyber-Täter oftmals aus einer gestörten Eltern-Kind-Beziehung stammen und außerdem hyperaktive und psychosomatische Symptome aufweisen.

Es fällt auf, wie sehr sich Cyberopfer und Cybertäter in vielen Charakteristika ähnlich sind. In der Cyberlife-Studie gaben 19% der Schüler an, bereits als Täter von Cybermobbing gehandelt zu haben. Mehr als ein Drittel dieser Täter sind ehemalige Opfer von Cybermobbing. Cybermobbing wird von ihnen als Mittel sich zu wehren gesehen (Schneider, Dr. Katzer, & Leest, 2013, S. 7—9). Vor allem die Gründe für das Mobben im Internet sind erschreckend. Über 50% der Cybertäter geben „Langeweile" oder „nur zum Spaß" als Motiv an. 16% bezeichnen Cybermobbing sogar als „spannend und cool". Eher selten hingegen antworten die Täter mit: „weil es einen Konflikt mit der betreffenden Person gab" (23 %), „weil mich diese Person auch gemobbt hat" (14 %) oder „um andere, die gemobbt worden sind, zu rächen" (19 %) aus (Schneider, Dr. Katzer, & Leest, 2013, S. 100).

3.2.3 Weitere beteiligte Personen

Bisher gibt es kaum Untersuchungen zu den beteiligten Personen im Cybermobbing. Es gibt jedoch wie beim traditionellen Mobbing die Assistenten, die beispielsweise dem Täter zeigen könnten, wie man einen Film auf der Videoplattform YouTube veröffentlicht. Als Verstärker werden die Personen genannt, die dem Täter in seinem Handeln Aufmerksamkeit schenken, indem sie sich die eingestellten Filme über das Opfer anschauen. Es kann jedoch gesagt werden, das Cybermobbing ohne diese Personen nicht die Folgen hätte. Eine andere Gruppe sind die sogenannten Verteidiger. Sie stehen auf der Seite des Opfers und könnten es über das stattfindende Cybermobbing informieren. Eine andere Art der Unterstützung wäre die Ermutigung des Opfers, den Täter bei Anbietern oder der Polizei zu melden, oder sich auf anderem Wege Hilfe zu holen beziehungsweise dem Cyberopfer emotional zu helfen (Pieschl & Porsch, 2012, S. 21–22).

3.3 Risikogruppen für Mobbing/Cybermobbing (Frederik Koenen)

Im Allgemeinen ist zu sagen, dass es keine typischen Opfer für Mobbingattacken gibt. Das bedeutet, dass prinzipiell jeder zum Mobbingopfer werden kann. Gerade im schulischen Bereich gibt es jedoch Gruppen, die mehr gefährdet sind von anderen schikaniert zu werden. Hierzu zählen gerade Schüler, die neu in eine Klasse gekommen sind und noch unsicher wirken. Diese Unsicherheiten werden von den anderen Schülern erkannt und für ihre Schandtaten ausgenutzt. Des Weiteren sind Schüler gefährdet, die besonders erfolgreich sind. Diese sogenannten „Streber" stellen durch ihre besonderen Leistungen ihre Mitschüler in Frage und sind somit für diese eine besondere Bedrohung. Auch eine besondere Charaktereigenschaft beziehungsweise ein körperliches Merkmal kann dazu führen, dass man gemobbt wird. Hierzu zählt die Hautfarbe, das Körpergewicht, der Dialekt, eine andere Nationalität oder die Religion. Jegliches Abweichen von der Norm stellt eine Angriffsfläche für Mobbingattacken dar. Ebenso können Störungen im sozialen Umfeld oder im Elternhaus dazu führen, dass man leichter angreifbar ist und somit schneller zum Opfer wird. Materielle Faktoren entscheiden auch darüber, ob man gemobbt wird oder nicht. Tragen Schüler beispielsweise nicht die Kleidung, die gerade im Trend ist, geraten diese sofort in eine Randgruppe. Vielleicht entfremdet der Schüler sich aber auch selbst von den schulischen oder gesellschaftlichen Normen und schließt sich einer speziellen Jugendkultur an, die von anderen gemobbt wird. Zuletzt sind aber auch ganz normale Streitigkeiten zwischen Personen zu nennen, die die Ursache für ein mögliches Mobbing sein können. Gründe hierfür sind beispielsweise Eifersuchtsgedanken oder Konkurrenzgedanken zwischen den Schülern.

3.4 Folgen des Cybermobbings (Frederik Koenen)

Folgen von Cybermobbing können unterschiedlichster Art sein. Cyberopfer leiden häufig unter: „depressiven Symptomen, Gefühlen von Wut, Traurigkeit und Verletzt-Sein, emotionaler Belastung (Mädchen häufiger als Jungen), Angst, Einsamkeit und Stress (Schultze-Krumbholz, Zagorscak, Siebenbrock, & Scheithauer, 2012, S. 16)." Zu den psychosozialen Folgen können außerdem suizidale Gedanken oder auch das Konsumieren von Drogen und Alkohol hinzukommen. Als alarmierendes Beispiel von vielen ist die Geschichte von Amanda Todd, die sich aufgrund von anhaltenden Cybermobbingattacken, mit 14 Jahren das Leben nahm. Durch Cybermobbing können aber auch Folgen für die sozialen Beziehungen und den Schulalltag entstehen. Das hat zur Folge, dass sich Cyber-Opfer schwer in soziale Gruppen integrieren können. In der Schule haben sie oftmals Konzentrationsschwierigkeiten oder Fehlzeiten und erbringen nur mangelhafte schulische Leistungen. Allgemein haben sie keine gute Beziehung zur Schule, haben Angst und fühlen sich sehr unsicher (Pieschl & Porsch, 2012, S. 32). Auch dem Umfeld des Cyberopfers fallen häufig Wesensveränderungen auf. Der Betroffene wirkt ängstlich und reagiert schreckhaft, wenn er Nachrichten auf dem Handy oder auf dem Computer empfängt. Er wirkt nach der Nutzung des Computers angespannt oder bedrückt und möchte nicht mehr in die Schule oder nach draußen gehen. Das Opfer zieht sich von Familie und Freunden zurück und ist nicht gewillt, über die Gründe zu reden (Pieschl & Porsch, 2012, S. 32).

Aus den Ergebnissen der Cyberlife-Studie geht hervor, dass 42% der Cyberopfer zunächst mit Wut reagierten. 36% gaben an, verängstigt worden zu sein. 22% der Opfer gaben an, dass sie noch heute Angst empfinden, wenn sie an die Situation zurückdenken. Bei den Mädchen wirken sich die Folgen von Cybermobbing wesentlich deutlicher aus, als bei den Jungen (Schneider, Dr. Katzer, & Leest, 2013, S. 101). Aber es ist nicht so, dass es nur Folgen für das Opfer gibt, denn gerade auch der Täter erlebt langfristige Folgen. So entwickelt der Täter bei einem für ihn positiven Cybermobbingangriff ein erhöhtes Macht- und Selbstwertgefühl. Diese Grundhaltung kann sich auch auf privater sowie späterer beruflicher Ebene ausbreiten. Sollte der Cybermobbingangriff jedoch negativ ausgehen heißt, seine Befürworter wenden sich von ihm ab, entwickelt der Täter ein geringes Selbstwertgefühl und weißt charakteristische Merkmale eines Cybermobbing-Opfers auf.

3.5 Studie (Ausmaß in Deutschland) (Michael Hansen)

Durch den Medienpädagogischen Forschungsverband Südwest (mpfs) werden seit 1998 jährlich, mittels der Studienreihe „Jugend, Information, (Multi-) Media" (JIM), repräsentative Daten zum Umgang mit Medien der Jugendlichen in Deutschland im Alter zwischen zwölf und neunzehn Jahren zur Verfügung gestellt. Die Studie bietet neben Informationen zur Medienbedeutung, auch aktuelle Entwicklungen in diesem Bereich, wie beispielsweise Daten zu den finanziellen Ausgaben für Medienangebote. Neben diversen unterschiedlichen Erkenntnissen, bietet die JIM- Studie auch Zahlen zur Häufigkeit von Cybermobbing bei Jugendlichen. Für die aktuellste Studie von 2013 befragte man in der Zeit vom 27. Mai bis 7. Juli 2013 aus einer Grundgesamtheit von circa 6,5 Millionen Jugendlichen im Alter zwischen zwölf und neunzehn Jahren, eine repräsentative Stichprobe von 1200 der deutschen Sprache mächtigen. 13% der Befragten hatten einen Migrationshintergrund. Die soziodemografische Verteilung der Studienteilnehmer aus dem Jahre 2013 wird in dem folgenden Balkendiagramm noch besser ersichtlich:

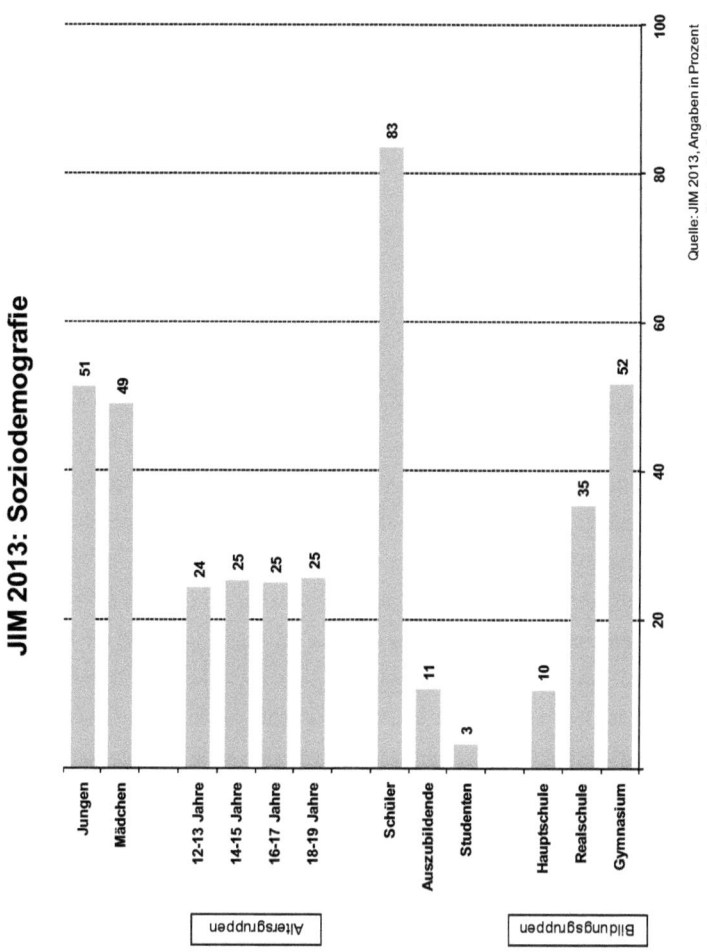

Abbildung 3. Sozidemographie (JIM-Studie 2013)

In der Studie wurde deutlich, dass 12% der Internet- Nutzer davon betroffen waren, dass über sie beleidigende Dinge oder Unwahrheiten verbreitet wurden. In den Vorjahren waren diese Zahlen, mit 15% im Jahre 2012 und 14% im Jahre 2011, noch leicht höher. Mädchen sind hierbei mit 14% mehr betroffen, als Jungen mit 10%. Gerade im Alter von 14- 15 und 16- 17 Jahren mit jeweils 16% erscheint man besonders gefährdet für solche Attacken zu sein. Die Schulform scheint auch einen Einfluss hierauf zu haben, wobei Jugendliche an Hauptschulen mit 20%, an Realschulen mit 17% und an Gymnasien nur mit 7% betroffen waren.

Neben der Verbreitung von Unwahrheiten hat auch ein Achtel der Internet- Nutzer schon darunter zu leiden gehabt, dass über sie peinliche Fotos oder Videos hochgeladen wurden. Hiervon sind Mädchen (13%) und Jungen (12%) gleichermaßen betroffen. Die Altersstufen sind mit Ausnahme der 12- 13- Jährigen fast mit dem gleichen Prozentsatz betroffen (15-16%). Die Realschüler rücken mit 16% stärker in den Fokus, Gymnasiasten und Hauptschüler sind mit 10% interessanterweise gleichermaßen in dem Mobbingprozess involviert. Diese beiden Befragungen werden in der JIM- Studie getrennt vom eigentlichen Mobbing gesehen und sie bilden nur ein einziges Indiz darüber, ob jemand gemobbt wird. Somit setzte man sich in der Studie noch mit der Fragestellung auseinander, ob die Befragten jemanden aus dem Bekanntenkreis kennen, der schon einmal über das Internet oder Handy „fertig gemacht" wurde (siehe Abbildung 4). Interessanterweise berichten in der Studie 32% davon, dass sie jemanden in ihrem Bekanntenkreis haben, der schon einmal über die genannten Medien fertig gemacht wurde. Insgesamt sind hiervon 37% Mädchen und 27% Jungen betroffen. Es wird deutlich, dass keine Altersgruppe von Mobbingattacken ausgeschlossen ist, wobei die 12- 13- Jährigen mit 22% am wenigsten und die 14-15- Jährigen mit 37% am meisten die Opferrolle bekleiden. Gerade in Communities (23%) finden die Mobbingattacken statt, weniger über das Handy (5%) oder Chats (6%). Die meist betroffene Schulform stellt mit 37% die Realschule dar, wobei zu sagen ist, dass auch die Hauptschüler (31%) und die Gymnasiasten (30%) fast gleichermaßen in Mobbingfälle verwickelt sind.

Die Befragten gaben an, dass 7% der Internet- Nutzer selbst schon einmal Mobbingopfer waren. Auch hierbei sind mehr Mädchen (9%) als Jungen (5%) betroffen. Von der Altersstruktur trifft es hier am meisten die 14- 15- Jährigen (9%) und 16-17 Jahre (8%)

alten. Von der Schulform ist hier das Gymnasium mit 4% im Gegensatz zur Realschule (10%) und die Hauptschule mit 11% am wenigsten vertreten.

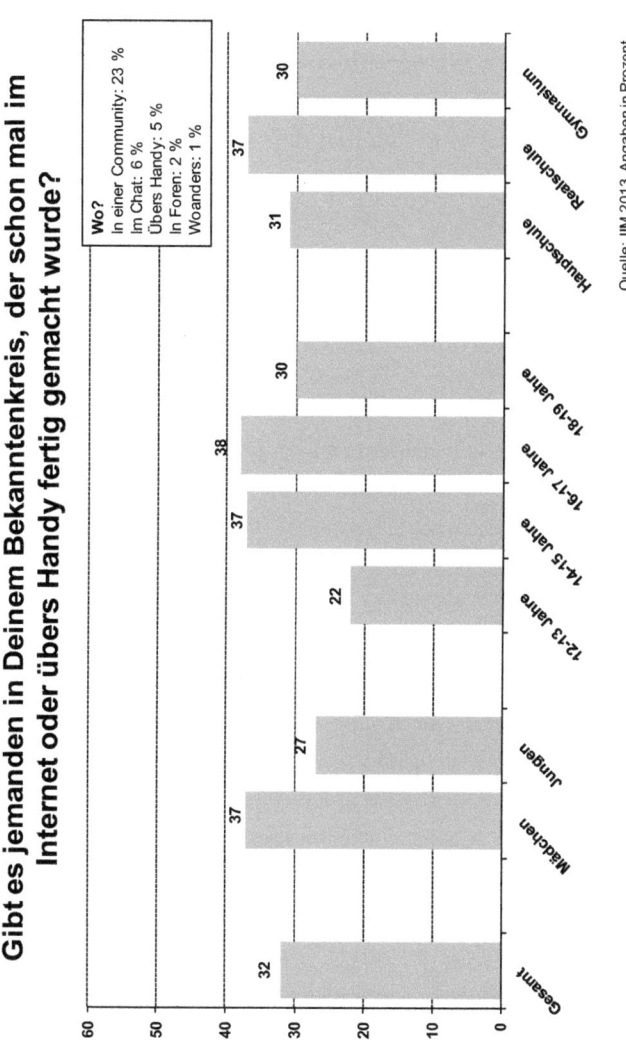

Abbildung 4. Gibt es jemanden in Deinem Bekanntenkreis, der schon mal im Internet oder übers Handy fertig gemacht wurde? (JIM-Studie 2013)

4. Präventionsmaßnahmen gegen Cybermobbing (Michael Hansen)

Die JIM- Studie zeigt auf, dass Jugendliche auf allgemeinbildenden Schulen gefährdet sind, Opfer von Mobbingattacken zu werden. Im Folgenden beleuchten wir, welche Möglichkeiten es gibt Präventionsstrategien einzusetzen, mit denen man dies verhindern kann. Im Rahmen des Präventionsmanagements sind zwei Maßnahmen von größter Bedeutung. Zum einen sollen die Schüler, vor allem von ihren Eltern und Lehrern, über die drohenden Gefahren und Risiken, aber ebenso über die Nützlichkeit der „virtuellen Welt" aufgeklärt werden und zum anderen sollen sie schon früh, beispielsweise im Kindergarten, medial erzogen werden. Diese beiden Präventionsziele können verschiedenartig erreicht werden. In den Schulen soll Medienkompetenzunterricht angeboten werden. Dies könnte in Form von einem Lehrfach namens „Medienerziehung" geschehen. Die standardisierte Einführung dieses Lehrfachs hat sich leider noch nicht durchgesetzt. Der Inhalt dieses Fachs soll neben dem korrekten Umgang mit Medien vor allem medienpsychologische und medienpädagogische Themen, wie Gewalt und Aggression im Internet und ähnliches behandeln. Des Weiteren sollen in den Schulen Möglichkeiten zum Opferschutz angeboten werden. Hier wäre es möglich, Vermittlungsangebote zum „Weißen Ring e.V." herzustellen. Der „Weiße Ring" ist eine Opferhilfsorganisation für Kriminalitätsopfer, die den Vorbeugungsgedanken unterstützt. Für die Schüler kann zudem ein Kummerkasten eingerichtet werden, wo sie die Möglichkeit haben anonym von Mobbingfällen zu berichten. Es ist möglich an den Schulen Gruppen, aus Schülern und Eltern einzurichten, die sich um die Mediennutzung kümmern und den Schülern beratend zur Seite stehen können. Eine „Peer to Peer education" an deutschen Schulen wäre denkbar. Hierbei klären Jugendliche, sogenannte Medien- Coaches, jüngere oder gleichaltrige Mitschüler über den korrekten Medienumgang und mögliche Gewaltformen auf. Die Schulen sollten einen Medienbeauftragten stellen, der sich mit der Thematik des Cybermobbings auskennt und ein einheitliches, präventives Vorgehen gegen Cybermobbing an der Schule sicherstellt. Im Rahmen des Präventionsmanagements sollen die Schüler in ihrem Selbstbewusstsein gestärkt werden, um in Mobbingsituationen gelassener reagieren zu können. Zudem ist es wichtig, als Lehrer, zu den Schülern ein Vertrauensverhältnis aufzubauen. Auch hieraus gehen sie gestärkt hervor und würden sich als mögliches Opfer schneller an die Vertrauensperson wenden. Wichtig ist, dass eine Schule schon so strukturiert ist, dass es möglichst nicht zu gezielten Cybermobbingangriffen kommen kann. Dies kann zum Beispiel dadurch geschehen, dass das Thema schon in der Schulordnung aufgenommen wird und alle Angestellten der Schule deutlich machen, dass Cybermobbing an der Schule keine Perspektive hat.

Zu nennen sind noch die an der Universität Münster von Doktor Stephanie Pieschl und Doktor Torsten Posch entwickelten Präventionsprogramme Surf- Fair, die speziell für Schüler in der 5. bis 7. Klasse entwickelten wurden und auf die Spezifität des Cyber-mobbings zielen. An Hand eines Films über einen Cybermobbingfall mit offenem Ende, sollen die Schüler zum Nachdenken angeregt werden. Surf- Fair bietet zudem eine Sammlung von modularen Übungen, um die Filminhalte aufzuarbeiten. Seit der Fertig-stellung einer ersten Version des Programms im Januar 2010, wurde dieses mit einer Mehrzahl von Schulklassen durchgeführt. Die Resonanzen hierbei waren durchweg po-sitiv.

5. Interventionsmaßnahmen gegen Cybermobbing (Frederik Koenen)

Als Interventionen werden professionell begründete Handlungen bezeichnet, die sich nach ihrem Anlass, ihren Bezugspunkten, ihren Zeitpunkten und Zielsetzungen unter-scheiden. Die Intervention greift also direkt in das Geschehen ein, um eine bestehende Gefahr abzuwenden oder gar nicht entstehen zu lassen.

Unter anderem haben wir uns für den No Blame Approach Ansatz entschieden, da wir eine Fortbildung bei Detlef Beck (Trainer von No Blame Approach) besucht haben. Dieser Ansatz ist ursprünglich als Interventionsprogramm gegen Mobbing entwickelt worden, jedoch kann man ihn nahtlos auch das Cybermobbing umsetzen.

5.1 Das Interventionsprogramm No Blame Approach (Frederik Koenen, Michael Hansen)

Der „No Blame Approach" ist ein Interventionsprogramm gegen Mobbing. Das lö-sungsorientierte Konzept wurde in den 1990er- Jahren in England von Robinson und Maines entwickelt und von dem Schweizer Szaday aufgegriffen und erprobt. Die Be-sonderheit dieses Ansatzes liegt darin, dass man Schuldzuweisungen an Täter und Opfer vermeidet. Auf den genauen Hergang eines Vorfalles und seiner Vorgeschichte wird nicht eingegangen. Es ist also nicht erforderlich, dass der Täter sich rechtfertigen muss.

No Blame Approach zielt bewusst auf die Lösung des Mobbingproblems mithilfe von Unterstützungsgruppen (Bund für soziale Verteidigung, 2008, S. 12—13).

Der Ablauf des No Blame Approach ist eine klar strukturierte Vorgehensweise, die drei zeitlich aufeinanderfolgende Schritte umfasst und innerhalb eines Zeitraums von 8 bis 14 Tagen bearbeitet werden sollte. Wenn ein Mobbingfall bekannt geworden ist, wird im ersten Schritt mit den Eltern des Opfers gesprochen und deren Einverständnis eingeholt. Darauffolgend findet ein Treffen mit dem Schüler statt. In einem ehrlichen und einfühlsamen Gespräch mit dem Opfer wird dessen Mitarbeit gewonnen und das weitere Vorgehen erklärt. Das Opfer wird einerseits gebeten die Namen der Mobber und dessen Befürworter zu nennen, andererseits aber auch die Namen vertrauensvoller Mitschüler, die bei der Lösung des Problems helfen könnten (Bund für soziale Verteidigung, 2008, S. 25—30). Der zweite Schritt ist ein Treffen mit der Unterstützungsgruppe. Dort werden die benannten Schüler ohne Angaben von Gründen zu einem Treffen eingeladen. Diese Schüler bilden nun die Unterstützungsgruppe und werden über das Problem aufgeklärt. Dabei erfahren sie von den Gefühlen des Opfers. Nun sollen Lösungsvorschläge, die dem Opfer helfen, entwickelt werden. Die Verantwortung für die Lösung der Mobbingsituation wird somit der Gruppe übergeben. Abschließend wird ein Folgegespräch vereinbart (Bund für soziale Verteidigung, 2008, S. 31—37).

Der letzte Schritt beinhaltet einzelne Nachgespräche mit allen Beteiligten. Von einer Lehrperson, die besonders Vertrauen, Autorität und Glaubwürdigkeit ausstrahlt, werden nun Gespräche über die Entwicklung der Situation mit jedem einzelnen Schüler geführt. Zuerst wird mit dem gemobbten Schüler und dann mit der Unterstützungsgruppe gesprochen. In Einzelgesprächen werden die Schüler auf einer persönlichen Verantwortungsebene angesprochen. Hierdurch soll die Nachhaltigkeit gestärkt werden. Aufgrund der verbindlichen Gespräche verhindert dies oftmals, dass die Mobbingakteure ihre Handlungen wiederaufnehmen. Ist das Mobbing beendet, genügt gelegentliches Nachfragen bei den Beteiligten, um die Dauerhaftigkeit der Intervention abzusichern (Bund für soziale Verteidigung, 2008, S. 42—44). Die positive Wirkung des No Blame Approach, wird durch den lösungsorientierten Ansatz, die positive und konstruktive Atmosphäre der Gespräche und durch die Übertragung der Verantwortung an die Beteiligten gestärkt. Außerdem benötigen die Lehrkräfte sowie die Schul- und Sozialarbeiter kein fundiertes Wissen über die Problematik des Cybermobbings. Das macht diese Methode leicht in der Anwendung. Aus dem Evaluationsbericht geht hervor, dass dieser Ansatz eine Erfolgsquote von 87,3 Prozent aufweist (Bund für soziale Verteidigung, 2008, S. 13–15).

5.2 Das Interventionsprogramm nach Dan Olweus (Frederik Koenen, Michael Hansen

Das Interventionsprogramm gegen Mobbing in Schulen wurde in den 1980er-Jahren von Dan Olweus entwickelt. Es wurde mittlerweile in vielen europäischen Ländern durchgeführt und enthält einige Schlüsselprinzipien. Die schulische Umgebung sowie das Zuhause sollten einerseits gekennzeichnet sein von Wärme, positiver Anteilnahme und Beteiligung der Erwachsenen. Andererseits gibt es feste Grenzen gegenüber nicht angepasstem Verhalten. Bei Grenzüberschreitungen sollen nicht feindliche und nicht körperliche Strafen konsequent angewendet werden. Diese beiden Grundsätze fordern nach Olweus einen gewissen Grad an Beobachtung und Aufsicht innerhalb und außerhalb der Schule. Die Erwachsenen sollen schließlich glaubwürdig und autoritär handeln.

In der Umsetzung dieses Programmes sollten 2 Schlüsselprinzipen vorhanden sein. Zum einen muss ein Problembewusstsein über Mobbing in der Schule und den Eltern vorhanden sein und zum anderen müssen sich die Schule und die Eltern für eine Änderung der Situation einsetzen und sich über die Betroffenheit der Schule und der Kinder im Klaren sein. Das Mobbingprogramm von Olweus setzt sich aus verschiedenen Maßnahmen zusammen und es wird dabei versucht, drei unterschiedliche Ebenen anzusprechen, die Maßnahmen auf Schulebene, die Maßnahmen auf Klassenebene und die Maßnahmen auf individueller (Schüler-)Ebene. Es ist erforderlich möglichst auf allen Ebenen zu arbeiten. Die Ebenen sind in Einzelmaßnahmen gegliedert und wiederum eingestuft in a) besonders wichtig und b) wünschenswert. Das bedeutet, sie sind keine zwingende Voraussetzung. Zu den Maßnahmen auf der Schulebene, die als sehr wichtig eingestuft werden gehören: die Befragung der Schüler mittels eines Gewaltfragebogens, um die gegenwärtige Situation einschätzen zu können; die Gestaltung eines pädagogischen Tages; die anschließende Besprechung der Fragebogenergebnisse und die Diskussion über mögliche Maßnahmen und Projekte. Wünschenswert wären außerdem, die Einberufung einer Schulkonferenz zur Verabschiedung der Anti-Mobbing-Kampagne, die Durchführung von schulinternen Lehrerfortbildungen zur Verbesserung des sozialen

Milieus an der Schule und die Einrichtung von Arbeitsgruppen der Elternbeiräte. Auf der Klassenebene besteht die Möglichkeit eine Vereinbarung von Klassenregeln sowie die Bekanntgabe von möglichen Konsequenzen bei der Missachtung dieser Regeln. Zudem sollen regelmäßige Klassengespräche geführt werden, um eine Bewährung der Regeln und deren Einhaltung zu überprüfen. Inhalt dieser Maßnahmen könnten Einführungen von kooperativen Lernformen sein, oder die Behandlung der Mobbingproblematik im Unterricht zum Beispiel durch Rollenspiele und die Zusammenarbeit von Klassenelternbeirat und Lehrkräften. Intensive Gespräche der Lehrkräfte mit Tätern und Opfern und das Führen ernsthafter Gespräche mit den Eltern beteiligter Schüler wäre eine wichtige Maßnahme auf der Elternebene. Mithilfe dieser relativ einfachen Mittel und einem verhältnismäßig geringen Kostenaufwand soll es nach Olweus möglich sein, problematische Verhaltensweisen in der Schule zu reduzieren. Aber vor allem ist dazu eine Veränderung der Einstellungen, Verhaltensweisen und Abläufe im Schulalltag nötig. (Olweus, 2008, S.22-43)

5.3 Andere Handlungsempfehlungen (Frederik Koenen, Michael Hansen)

Im Internet, unter anderem auf Klicksafe.de, findet man sehr viele Handlungsempfehlungen, wie man auf Cybermobbing reagieren sollte. Dabei kann man zwischen Empfehlungen die das konkrete eigene Handeln betreffen und technischen Möglichkeiten, die das Unterbinden unterstützen, unterscheiden. Um Hilfe zu bekommen ist es notwendig, dass sich die Cyberopfer jemandem anvertrauen. Laut der Studie Cyberlife sind dies vorrangig Freunde, Eltern oder Erwachsene. Zusätzlich gibt es mehrere Möglichkeiten sich beraten zu lassen. Unter 0800/ 111 03 33 oder 11 61 11, der „Nummer gegen Kummer", hat man die Möglichkeit das Problem zu schildern. Unter der Website www.kijumail.de können Kinder und Jugendliche ebenfalls einen Ansprechpartner finden. Ein Vertrauenslehrer oder eine Lehrkraft der man vertraut, kann auch in die Problematik involviert werden und unterstützend tätig werden. Wichtig ist es, das Problem zu erkennen und nicht zurück zu mobben. Eine Reaktion bestärkt den Cybertäter in seinem Handeln und es kann zu einer Verschlimmerung der Situation führen. Man sollte ebenfalls in Betracht ziehen, sich einen neuen Account oder eine neue E-Mail- Adresse einzurichten. Außerdem empfiehlt es sich in jedem Fall technische Maßnahmen zu ergreifen. Man sollte mit dem kontaktieren des jeweiligen Service-Anbieters beginnen, um die Inhalte sowie den Täter zu melden. Führende Anbieter haben in der Regel eine Ignorier- oder Meldefunktion oder bieten andere Funktionen an, um Belästigungen oder schädigendes Verhalten gegen eine Person zu unterbinden. (Klicksafe, 2012, S.16-20)

6. Fazit (Frederik Koenen, Michael Hansen)

Ziel dieser Arbeit war es, sich intensiv mit dem Thema „Cybermobbing" auseinander-zusetzen, um in Zukunft besser auf gefährdete oder betroffene Schülergruppen reagieren zu können.

Zum besseren Verständnis setzten wir uns vorab mit dem Begriff des „Mobbings" aus-einander und beschäftigten uns mit der Relevanz des Internets und anderen Medien im 21. Jahrhundert. Ausgehend von der Begriffsdefinition „Cybermobbing" und dessen Formen, beleuchten wir beispielhaft die gravierenden Folgen dieser Mobbingform. Wir recherchierten nach aktuellen Studien und stießen hierbei auf die JIM- Studie, die sich thematisch für unsere Zielsetzung als sehr hilfreich erwies. Zuletzt war es uns wichtig, folgend aus den anderen Themenbereichen, Präventions- sowie Interventionsmaßnah-men abzuleiten.

Wir kamen zu der Erkenntnis, dass Cybermobbing im Zeitalter von Medienüberschuss, die Mobbingform des 21. Jahrhunderts darstellt. Leider ist sie, auf Grund ihrer Unkon-trollierbarkeit, eine sehr aggressive Form, die ihre Opfer regelrecht einschnürt. Die Op-fer wissen oftmals keinen Ausweg mehr, so dass sie ihre letzte Hoffnung in der Suizida-lität suchen. Im Rahmen der Auseinandersetzung mit der JIM- Studie erfuhren wir, dass es Personengruppen gibt, die eher gefährdet sind Opfer von Cybermobbingattacken zu werden. Neben dem Geschlecht und dem Alter spielt auch die Schulform eine große Rolle. Ersichtlich war, dass Schüler von Realschulen und Hauptschulen mehr gefährdet sind, als Schüler auf einem Gymnasium. Leider mussten wir aber auch feststellen, dass es zwar viele Präventions- und Interventionsmöglichkeiten gibt, um das Opferrisiko zu senken, aber das diese zum Teil aus Unwissenheit nicht praktiziert werden.

Abschließend können wir sagen, dass wir in unserer Lehrerrolle, in Bezug auf Cyber-mobbing, ein hohes Maß an Verantwortung gegenüber Schülern und ihren Eltern haben müssen. Unsere Pflicht besteht darin, bestmöglich auf diese Mobbingform zu reagieren, denn ein Klick kann ein Menschenleben kosten.

7. Literatur- und Quellenverzeichnis

Blum, H. & Beck, D. (2010). No Blame Approach. Köln: Fairaend

Bundeskriminalamt. (2013). Cybercrime – Bundeslagebild 2011. Wiesbaden: Bundes-kriminalamt

Bund für soziale Verteidigung. (2008). Evaluation: der "No Blame Approach" in der schulischen Praxis. Köln: Bund für soziale Verteidigung.

Dambach, K.E. (2011). Wenn Schüler im Internet mobben Präventions- und Interventionsstrategien gegen Cyber- Bullying. München: Ernst Reinhard Verlag.

Tübingen, E. & Tübingen, K. (2010). Mobbing und Cyber- Mobbing an beruflichen Schulen – Problemlagen und Interventionsmöglichkeiten. Norderstedt: Books on Demand GmbH

Dambach, K.E. (2011). Wenn Schüler im Internet mobben Präventions- und Interventionsstrategien gegen Cyber- Bullying. München: Ernst Reinhard Verlag.

Hilgers, J. (2011). Inszenierte und Dokumentierte Gewalt Jugendlicher. Wiesbaden: VS Verlag.

Klicksafe. (2012). Was tun bei Cybermobbing – Zusatzmodul zu Know-how für junge User. Ludwigshafen: Klicksafe

Leymann, H. (1993). Mobbing Psychoterror am Arbeitsplatz und wie man sich dagegen wehren kann. Hamburg: Rowohlt Taschenbuch Verlag, S. 21

Medienpädagogischer Forschungsverbund Südwest. (2012). JIM Studie 2012 - Jugend, Information, (Multi-) Media. Stuttgart: mpfs.

Mobbing in Schulen. (2013). Definition von Mobbing. Verfügbar unter: http://www.mobbing-in-schulen.de/pages/mobbing.php [16.12.2013]

Olweus, D. (2008). Gewalt in der Schule. Was Lehrer und Eltern wissen sollten - und tun können. Bern: Huber Verlag,

Pieschl, S., & Porsch, T. (2012). Schluss mit Cybermobbing! – Das Trainings- und Prä-ventionsprogramm Surf Fair. Weinheim: Beltz Verlag.

Schneider, C., Dr. Katzer, C., & Leest, U. (2013). Cyberlife-Spannungsfeld zwischen Faszination und Gefahr, Cybermobbing bei Schülerinnen und Schülern. Karlsruhe: Bündnis gegen Cybermobbing.

Schultze-Krumbholz, A., Zagorscak, P., Siebenbrock, A., & Scheithauer, H. (2012). Medienhelden – Unterrichtsmanual zur Förderung von Medienkompetenz und Prävention von Cybermobbing. München: Ernst Reinhard Verlag.

Ziegler, M. (2012). Facebook, Twitter & Co. Aber sicher! Gefahrenlos unterwegs in sozialen Netzwerken. München; Carl Hanser Verlag

Wikipedia. (17. 05. 2006). Wikipedia.org. Verfügbar unter: http://de.wikipedia.org/wiki/Mobbing [03.03.2014]

BEI GRIN MACHT SICH IHR WISSEN BEZAHLT

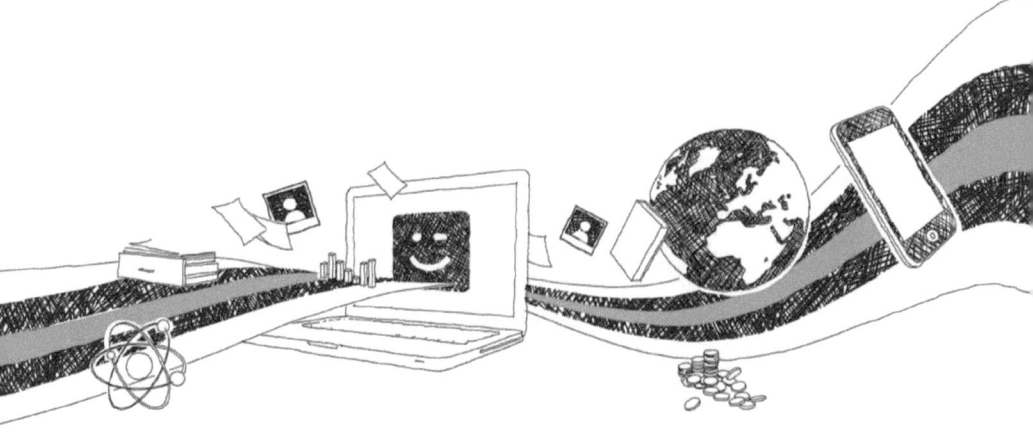

- Wir veröffentlichen Ihre Hausarbeit,
  Bachelor- und Masterarbeit

- Ihr eigenes eBook und Buch -
  weltweit in allen wichtigen Shops

- Verdienen Sie an jedem Verkauf

Jetzt bei www.GRIN.com hochladen
und kostenlos publizieren

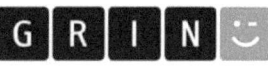